Ruth Waithira Muriithi
Lucy Muchiri
Godfrey Lule

Citologia de esponja esofágica

Ruth Waithira Muriithi
Lucy Muchiri
Godfrey Lule

Citologia de esponja esofágica

Resultados do teste de diagnóstico com esponja

ScienciaScripts

Imprint

Any brand names and product names mentioned in this book are subject to trademark, brand or patent protection and are trademarks or registered trademarks of their respective holders. The use of brand names, product names, common names, trade names, product descriptions etc. even without a particular marking in this work is in no way to be construed to mean that such names may be regarded as unrestricted in respect of trademark and brand protection legislation and could thus be used by anyone.

Cover image: www.ingimage.com

This book is a translation from the original published under ISBN 978-620-2-19732-8.

Publisher:
Sciencia Scripts
is a trademark of
Dodo Books Indian Ocean Ltd. and OmniScriptum S.R.L publishing group

120 High Road, East Finchley, London, N2 9ED, United Kingdom
Str. Armeneasca 28/1, office 1, Chisinau MD-2012, Republic of Moldova, Europe
Printed at: see last page
ISBN: 978-620-8-04402-2

ÍNDICE DE CONTEÚDOS

DEDICAÇÃO

RECONHECIMENTO

Agradeço a Deus pela Sua força e graça que me trouxeram até aqui.

Gostaria de estender a minha sincera gratidão a todos aqueles que contribuíram direta e indiretamente para o sucesso deste projeto.

Um agradecimento especial aos meus supervisores, Dr. Muchiri L. e Prof. Lule G., pelos seus esforços incansáveis para me guiarem na realização deste trabalho.

Um agradecimento especial ao pessoal da unidade de endoscopia do KNH pela sua ajuda alargada.

Agradecemos à Actimed Company Switzerland pelo fornecimento da citosponja.

Agradecimentos sinceros ao Sr. John Kairu e ao Sr. Willis Ochuk pela sua ajuda sempre pronta.

Os meus sinceros agradecimentos à minha família pelo encorajamento e apoio.

...

SOPs	Standard Operation Procedures
Spp	Species
SPSS	Statistical Packages for Social Sciences
TBS	The Bethesda System
UON	University Of Nairobi
WHO	World Health Organization

RESUMO

Antecedentes: O cancro do esófago é o 9th cancro mais comum no mundo e o 5th cancro mais comum nos países em desenvolvimento. No Quénia, é o cancro mais comum nos homens e o terceiro nas mulheres, com a taxa de mortalidade mais elevada de 10,2%. O cancro do esófago tem um mau prognóstico porque a maioria dos doentes apresenta-se em fases avançadas da doença, quando as modalidades de tratamento actuais não são muito eficazes. Existem lesões pré-cancerosas conhecidas que podem ser diagnosticadas através da citologia esfoliativa para melhorar as taxas de sobrevivência do cancro do esófago e, ao mesmo tempo, reduzir a sua mortalidade. A citologia com esponja, a citologia com balão e a citologia com malha de esponja são métodos de rastreio que foram extensivamente estudados e estão agora a ser assimilados na prática clínica. Os estudos demonstraram que a citologia com esponja é mais facilmente aceite pelos doentes do que os outros métodos. Por conseguinte, foi o método escolhido para este estudo.

Objetivo: Descrever os achados citológicos do esófago utilizando a citologia de esponja em doentes encaminhados para endoscopia no KNH.

Desenho: Um estudo descritivo transversal.

Local: Unidade de endoscopia do Kenyatta National Hospital.

População do estudo: Homens e mulheres que foram encaminhados para endoscopia esofágica.

Método: Foi recrutada uma amostra calculada de sessenta (60) doentes e foi utilizado um questionário estruturado para recolher dados sociodemográficos e factores de risco para o cancro do esófago. Os esfregaços feitos a partir de amostras colhidas com uma cytosponge® (Oesotest, Actimed Switzerland) foram fixados e depois corados com o corante de Papanicolaou. Os esfregaços foram registados utilizando o Bethesda Reporting System 2001.

Resultados: Todos os 60 participantes eram negros. A proporção de mulheres para homens neste estudo foi de 2:1 (68,33% e 31,67%, respetivamente). O grupo etário mais elevado foi o dos 41-50 anos (25,0%) e a média de idades foi de 43,77 anos (DP - 14,623). A maioria dos doentes era oriunda das províncias de Central e Nairobi. Das informações clínicas obtidas, a azia persistente (59%) foi a queixa mais comum, sendo a disfagia (8%) uma das menos frequentes. Os achados citológicos foram: (86,6%) NILM, metaplasia intestinal (10%), HSIL (1,7%) e SCC (1,7%). Entre os 52 doentes com NILM, 9,6% apresentavam esfregaços inflamatórios e 17,3% tinham candidíase. Os achados citológicos foram bem comparados com os achados endoscópicos e de biópsia, com um valor Kappa de 0,588 (medida de concordância). Este estudo relatou poucos casos de cancro do esófago, pelo que não foi possível deduzir uma associação significativa entre o cancro do esófago e os factores de risco associados.

Conclusões: A maioria dos doentes deste estudo apresentava lesões não neoplásicas e apenas alguns apresentavam lesões malignas. Por conseguinte, o exame citológico do esófago com esponja pode ser utilizado como teste primário sempre que houver suspeita de uma lesão esofágica, especialmente em contextos clínicos em que não existam instalações de endoscopia e profissionais médicos disponíveis. Os factores de risco para o cancro do esófago não puderam ser avaliados neste estudo, pelo que estudos de maior dimensão poderão ser úteis para avaliar os factores de risco associados ao cancro do esófago.

Recomendação: A citologia em esponja é uma técnica simples e barata que pode ser usada como teste de triagem para pacientes com lesões esofágicas clinicamente indicadas.

1.0 INTRODUÇÃO

O cancro do esófago é o 9th cancro mais comum no mundo e o 5th cancro mais comum nos países em desenvolvimento (1). O cancro do esófago tem taxas de incidência de 3,8%, 3,9% e 8,4% no mundo, em África e no Quénia, respetivamente. As suas taxas de mortalidade são de 5,4%, 4,9% e 10,2% no mundo, em África e no Quénia, respetivamente (2). A taxa de sobrevivência global de cinco anos é de aproximadamente 15%, sendo que a maioria dos doentes morre no primeiro ano após o diagnóstico. O cancro é a terceira causa de morte mais comum no Quénia, a seguir às doenças infecciosas e às doenças cardiovasculares (3). O cancro do esófago tem a taxa de mortalidade mais elevada de todos os cancros no Quénia (2).

O prognóstico do cancro do esófago é mau, porque a maioria dos doentes apresenta uma doença avançada. Quando os primeiros sintomas começam a manifestar-se, o cancro já avançou e as modalidades de tratamento actuais, incluindo a radiação, a quimioterapia e a cirurgia, não são muito eficazes (4). De acordo com o Registo do Cancro de Nairobi, sediado no KEMRI, cerca de 80% dos casos de cancro notificados no Quénia são diagnosticados numa fase avançada, quando muito pouco pode ser feito em termos de tratamento curativo (3). Assim, há uma necessidade premente de diagnóstico precoce através de programas de rastreio em grupos de alto risco.

A nível mundial, as zonas de risco de cancro do esófago incluem o norte do Irão, o Cazaquistão, a África do Sul e o norte da China, onde a incidência anual pode exceder 200 por 100 000 por ano (1). Embora o Quénia não se encontre entre as zonas quentes, certas regiões do centro e do oeste do Quénia registam o cancro do esófago como o primeiro ou o segundo cancro mais comum. De acordo com um estudo realizado no Hospital Tenwek (distrito de Bomet), entre todas as doenças malignas diagnosticadas, o cancro do esófago foi o mais comum, representando 19% do total de doenças malignas diagnosticadas (5). Os negros têm 4,5 vezes mais probabilidades de desenvolver este cancro do que os brancos. Os cancros do esófago são mais frequentes nos homens do que nas mulheres. Nos brancos, o rácio homem/mulher é de 3:1, enquanto nos negros é de 4:1 (6). Entre os homens quenianos, o cancro do esófago é o cancro mais frequente, enquanto nas mulheres é o terceiro mais frequente, a seguir aos cancros da mama e do colo do útero (2).

Existem dois tipos histológicos principais de cancros do esófago: os carcinomas de células escamosas e os adenocarcinomas. O carcinoma de células escamosas (CCE) é o mais comum, representando mais de 90% dos cancros do esófago. O adenocarcinoma esofágico é menos comum do que o CEC, mas a sua taxa de incidência tem aumentado, embora a causa subjacente não tenha sido estabelecida (6).

Foram identificados vários factores de risco para o cancro do esófago, mas os identificados neste estudo são o consumo de tabaco e de álcool. Medidas preventivas, como a educação em massa sobre os malefícios do consumo de tabaco e de álcool e a importância do diagnóstico precoce (rastreio), poderiam ajudar a combater este cancro quase universalmente fatal que não tem tratamento eficaz.

Têm sido utilizadas várias técnicas de rastreio e de diagnóstico, embora a endoscopia e a subsequente biopsia sejam os métodos mais utilizados. Têm sido utilizados métodos de rastreio baseados na citologia, tais como balões, esponja e malha de esponja, que são mais baratos, não invasivos, fáceis de executar e facilmente aceites pelos doentes. Os resultados dos métodos de diagnóstico citológicos abrasivos neste e noutros estudos realizados noutros locais foram impressionantes. Na China, a taxa de sobrevivência de 5 anos de 85% a 90% e a taxa de sobrevivência de 10 anos de 55,6% foram registadas na sequência do rastreio citológico com balão esofágico (4). A citologia com esponja demonstrou ser mais facilmente aceite pelos doentes do que os outros métodos citológicos, com uma sensibilidade de 81-90% e uma especificidade de 92-99% (7, 8). A citologia com esponja foi bem tolerada pelos doentes. Devido ao seu desconforto mínimo para o doente e à relativa simplicidade de recolha e interpretação das células esofágicas, a citologia com esponja é um procedimento adequado para o rastreio de doentes.

2.0 REVISÃO DA LITERATURA

2.1 Histologia e citologia normais do esófago

O esófago humano adulto é um tubo muscular com 18 a 25 cm de comprimento e 2 a 3 cm de diâmetro, composto por músculo estriado na parte superior, músculo liso na parte inferior e uma mistura dos dois no meio (9).

O esófago é normalmente revestido por células escamosas não queratinizantes, embora a parte mais distal (1-2 cm) seja revestida por epitélio simples de células colunares que produz ou não mucina (6). Logo abaixo do epitélio encontra-se a lâmina própria, constituída por tecidos conjuntivos frouxos, no interior dos quais se encontram estruturas glandulares que produzem predominantemente mucina neutra. As estruturas glandulares no revestimento submucoso do esófago produzem predominantemente mucina ácida (6).

A amostra citológica consiste principalmente em células escamosas superficiais e intermédias em grandes placas planas, em pequenos grupos, em arranjos concêntricos ("pérolas") e como células solitárias. As células parabasais são raras e presume-se que se devam a uma amostragem vigorosa, à inflamação e à presença de uma úlcera. As células glandulares também podem estar presentes, presumivelmente a partir da parte mais distal do esófago. As células respiratórias colunares ciliadas, os macrófagos alveolares, os micróbios da cavidade oral e os restos de alimentos podem estar presentes como contaminantes (7, 8)

2.2 Doenças do esófago

2.2.1 Doenças não neoplásicas do esófago

a) Infecções

As infecções do esófago são comuns, mas não exclusivamente, em indivíduos imunocomprometidos (11). Entre as infecções do esófago, a Candida é a causa mais comum de esofagite (9, 10). As técnicas citológicas são superiores às biopsias no diagnóstico da esofagite por Candida (10). Outras infecções incluem: infecções bacterianas, por Aspergillus, pelo vírus Herpes Simplex, pelo citomegalovírus e pelo vírus do papiloma humano.

b) Doença do refluxo gastroesofágico (DRGE)

Refere-se à regurgitação do conteúdo gástrico e, frequentemente, duodenal, através de um esfíncter esofágico inferior variavelmente incompetente, para a boca. O epitélio escamoso entra em contacto com substâncias irritantes, como o ácido clorídrico, a pepsina e os componentes da bílis, levando à esofagite de refluxo (6).

c)   Esófago de Barrett

O esófago de Barrett (EB) refere-se a uma condição em que o epitélio escamoso estratificado normal do esófago distal é substituído por epitélio colunar que pode ser do tipo cardíaco, fúndico ou intestinal, mas o risco acrescido de adenocarcinoma está associado ao epitélio do tipo intestinal. Portanto, o EB é definido pela presença de epitélio do tipo intestinal, caracterizado por células caliciformes (11). Pensa-se que o esófago de Barrett resulta do refluxo gastroesofágico crónico. O epitélio escamoso nativo é substituído por um epitélio glandular gastrointestinal metaplásico quimicamente resistente que é mais capaz de suportar a ação dos sucos digestivos gástricos (12). Mais de 90% dos adenocarcinomas esofágicos têm origem na EB (11).

c) Esofagite crónica e aguda

A causa mais comum de esofagite é a DRGE (6). A esofagite também pode ser causada por traumatismo, reação a líquidos corrosivos ingeridos, como o álcool, o tabaco, a lixívia e as bebidas quentes, cardiospasmo de longa duração, hérnia do hiato, doença de Crohn, sarcoide, radiação/quimioterapia, agentes infecciosos, uremia e outros tipos de lesões (8, 10).

1.1.2 Neoplasia benigna do esófago

Estes incluem: papilomas escamosos, leiomiomas, lipomas, tumores de células granulares, hemangiomas e linfangiomas. São particularmente os tumores de tecidos moles que ocorrem na submucosa e normalmente cobertos por uma mucosa intacta, pelo que são diagnosticados com sucesso por biópsia aspirativa endoscópica por agulha fina em vez de citologia esfoliativa (9, 10).

1.1.3 Lesões precursoras do cancro do esófago

De acordo com critérios histológicos e citológicos, as lesões precursoras podem ser divididas em displasia e carcinoma in situ. A displasia pode ainda ser dividida em displasia ligeira, moderada e grave. Tal como no colo do útero, as lesões podem ser divididas em lesões precursoras de alto grau e de baixo grau.

As lesões intra-epiteliais escamosas de baixo grau do esófago, que englobam displasia ligeira ou moderada, são caracterizadas por células escamosas superficiais e intermédias bem diferenciadas, com aumento nuclear acentuado e hipercromasia. Em alguns doentes, podem ser observados coilócitos.

As lesões intra-epiteliais escamosas de alto grau, que incluem displasia de alto grau e carcinoma in situ, incluem células do tipo parabasal. As células são caracterizadas por um núcleo hipercromático alargado, um rácio núcleo-citoplasma aumentado e um agrupamento de células.

As células glandulares atípicas, displasia de baixo grau ou ligeira, são descritas como uma ligeira atipia das células epiteliais colunares. O adenocarcinoma in situ, displasia de alto grau, consiste num aumento nuclear e hipercromasia nas células epiteliais colunares, ocasionalmente com ramificação ou distorção das glândulas afectadas e um aumento acentuado de mitoses anormais. As lesões são muito semelhantes às anomalias pré-cancerosas e ao carcinoma in situ do epitélio gástrico. É difícil, quer histológica quer citologicamente, separar claramente o adenocarcinoma in situ do adenocarcinoma (10).

1.1.4 Neoplasias malignas do esófago

a)   Carcinoma de células escamosas

Este é o cancro do esófago mais comum em todo o mundo, representando mais de 90% de todos os cancros do esófago. No entanto, esta situação é diferente nos Estados Unidos, onde o adenocarcinoma é o principal carcinoma do esófago (13). É uma doença quase endémica no nordeste do Irão, em partes da China, entre os chineses em Singapura, entre os africanos na África Austral e entre os homens na Bretanha (10). Os carcinomas de células escamosas são mais comuns nos negros em todo o mundo (13). Este carcinoma ocorre preferencialmente em áreas onde o esófago se estreita, ou seja, perto da cartilagem tiroide, da bifurcação da traqueia e ao nível do diafragma (10). A exposição prolongada da mucosa a potenciais carcinogéneos, como os contidos no tabaco e nas bebidas alcoólicas, está associada à maioria dos CEC na Europa e nos Estados Unidos (13) . Estudos recentes realizados na China não revelaram qualquer fator de risco para o CEC, exceto, talvez, a dieta. No entanto, Auerback et al, em 1965, demonstraram uma elevada frequência de carcinoma escamoso in situ do esófago entre os fumadores (10). Recentemente, foi sugerido que o HPV também pode ter um papel em alguns indivíduos (6).

O carcinoma de células escamosas do esófago varia entre tipos bem diferenciados e altamente queratinizados, cancro escamoso pouco diferenciado e, raramente, carcinoma de células pequenas (oat cell) (8, 10).

b)   Adenocarcinoma

O adenocarcinoma é normalmente encontrado no esófago distal, perto da cárdia gástrica, embora possa desenvolver-se em qualquer nível do esófago. Ao contrário do CEC, o adenocarcinoma é mais comum nos homens brancos do que nos negros, sendo três vezes mais frequente nos brancos do que nos negros (7, 10). Os homens são afectados com muito mais frequência do que as mulheres. Nos brancos, o rácio homem/mulher é de 7:1, nos negros a diferença é ainda maior (6). Os adenocarcinomas parecem surgir da mucosa displásica no contexto do esófago de Barrett (13).

c)   Carcinoma de pequenas células

Os carcinomas primários de pequenas células do esófago são raros mas, quando presentes, surgem geralmente no terço médio ou distal (12).

2.3 Epidemiologia do carcinoma do esófago

Estima-se que, em 2008, ocorreram 482 300 novos casos de cancro do esófago e 406 800 mortes em todo o mundo (14). O relatório de 2009 da Organização Mundial de Saúde (OMS) indicou que o cancro foi responsável por 7,9 milhões de mortes, o que representa 13% de todas as mortes a nível mundial (3). De acordo com as estatísticas sobre o cancro do esófago publicadas pelo World Cancer Fund em dezembro de 2010, a Mongólia tem a taxa de incidência mais elevada do mundo, com 18,7 casos por 100 000 pessoas (15).

Os estudos sobre citologia esofágica têm sido realizados desde a década de 1950. Desde então, foram inventados e melhorados vários dispositivos de colheita de amostras para citologia esofágica. A citologia com esponja foi introduzida pela primeira vez no Japão em 1977. Foram utilizadas esponjas semelhantes na China, na Suíça e na África do Sul em diferentes estudos. Foi efectuado um estudo para comparar os três amostradores de citologia esofágica esfoliativa e os três amostradores, balão, esponja e esponja-malha, obtiveram um rendimento satisfatório de células escamosas e glandulares. No entanto, a esponja foi preferida pelos participantes (7).

A taxa de incidência do adenocarcinoma do esófago está a aumentar nos Estados Unidos. Foi realizado um estudo por Tsang et al. para determinar a fiabilidade da citologia por balão na deteção de carcinoma esofágico em veteranos dos EUA, no qual participaram 87 pessoas. Os resultados deste estudo mostraram que a citologia por balão tem uma sensibilidade de 91% e uma especificidade de 94% nos carcinomas esofágicos (4). A principal desvantagem da EBC é o desconforto sentido pelos indivíduos durante a intubação e a retirada do balão (7). Num estudo realizado no Reino Unido entre 2008 e 2009 sobre a aceitabilidade e a precisão do teste de rastreio não endoscópico do esófago de Barrett nos cuidados primários, a citologia com esponja foi bem tolerada por 99% dos 504 participantes e teve uma sensibilidade e especificidade de 73,3% em comparação com a gastroscopia (16).

A China é um dos pontos quentes do cancro do esófago. Está a ser efectuado um rastreio citológico generalizado, tendo mais de 500 000 pessoas sido submetidas a um rastreio citológico com balão esofágico (EBC) em regiões da China onde a prevalência do cancro do esófago varia entre 80 e 800/100 000 pessoas e onde o cancro do esófago é responsável por 22% de todas as mortes por cancro (17). Os resultados dos rastreios maciços, realizados em 1970-1972 e 1974-1975 no condado de Linxian, na China, foram impressionantes, sendo que 70% a 80% dos carcinomas esofágicos detectados se encontravam em fases muito precoces; carcinoma in situ ou limitado à submucosa (4). A taxa de sobrevivência aos 5 anos de 85% a 90% e a taxa de sobrevivência aos 10 anos de 55,6% foram registadas após o rastreio do CEP (4). Este facto demonstra um impacto positivo da citologia esfoliativa. Os resultados do rastreio de 81 187 pessoas assintomáticas com mais de 30 anos na província chinesa de Henan, de alto risco, indicaram que foram diagnosticados 880 cancros do esófago (uma taxa de prevalência enorme de 1%), dos quais 649 (73,7%) se encontravam em fases iniciais tratáveis por cirurgia (10) .

Na África subsariana, os cancros do esófago estão a aumentar com uma distribuição geográfica desigual, sendo a África Oriental e Austral os seus epicentros (18). As taxas de incidência mais elevadas registadas na África Austral são as do sul de Transkei e Soweto, na África do Sul (19). O cancro do esófago é o cancro mais comum nos homens negros sul-africanos (19). Venter realizou uma investigação sobre a deteção precoce do cancro do esófago em Transkei utilizando a esponja. De 152 voluntários assintomáticos, 23% apresentaram citologia normal, enquanto os restantes apresentaram vários graus de crescimento celular anormal (19). Num estudo-piloto efectuado em Ciskeians rurais em 1992, a citologia com esponja mostrou ter uma sensibilidade de 90% e uma especificidade de 99,9% (20). Num estudo realizado entre 1999 e 2003 sobre o cancro do esófago em Transkei, utilizando a citologia em esponja, participaram 847 indivíduos assintomáticos, dos quais 717 eram mulheres e 130 homens. Os esfregaços normais ou apenas com alterações inflamatórias representaram 82%, a suspeita de malignidade 2,3%, a displasia grave 2,3%, a displasia moderada 4,7% e a displasia ligeira 8,7% (21). Berry et al., 1981 e Jaskiewicz et al., 1987 também investigaram o rastreio do cancro do CEP (10).

No Uganda, no hospital Mulago, foi realizado um estudo sobre os factores associados ao carcinoma do esófago. O estudo incluiu 219 pessoas em que o diagnóstico endoscópico mostrou que 20% tinham cancro do esófago, 4% esofagite, 5% esofagite por cândida e <1% tinham úlceras do esófago(22).

No Quénia, foi realizado um estudo de investigação sobre o cancro do esófago no North Rift Valley do Quénia Ocidental no Moi Teaching and Referral Hospital de 1994 a 2004. De todas as neoplasias notificadas durante o período do estudo, o cancro do esófago foi o principal, representando 468 (13,8%) doentes. O carcinoma espinocelular do esófago representou mais de 90% e o rácio entre homens e mulheres foi de 1,5:1 (1). No ano de 1989 a 1998, White et al estudaram o cancro do esófago; uma doença maligna comum em jovens do distrito de Bomet, no Quénia. Os resultados mostraram que o cancro do esófago era o mais comum, com 274 (19%) dos 1459 casos de cancro diagnosticados (5). Vinte e um por cento (21%) dos 274 tinham 30 anos ou menos. Em 1978, Gatei e colegas referiram que a incidência entre os Kipsigis e povos afins do Vale do Rift era de 0-2 por 100 000 por ano, e a incidência global no país era de 0-67 por 100 000 por ano (1).

2.4 Factores de risco para os carcinomas do esófago

Há uma série de factores de risco associados aos carcinomas do esófago. Estes incluem:

- Consumo de tabaco

- Consumo excessivo de álcool consumo de álcool

- Esófago de Barrett

- Corrida

- Idade

- Género

- Estar mal nutrido   (falta de nutrientes e/ou calorias)

- Infeção pelo papilomavírus humano (HPV)

- Tilose

- Acalasia

- Tendo engolido soda cáustica

- Beber líquidos muito quentes com regularidade

- Doença do refluxo gastroesofágico (DRGE)

- História de utilização de medicamentos que relaxam o esfíncter esofágico inferior

- Excesso de peso (provavelmente relacionado com uma maior frequência de DRGE)

1.1.1 Tabaco

Fumar provoca refluxo ácido e também danifica o ADN das células do esófago. O tabaco tem mais de sessenta e nove agentes cancerígenos conhecidos. Alguns destes carcinogéneos incluem o arsénio, o benzeno, o berílio (um metal tóxico), o 1,3-butadieno (um gás perigoso), o cádmio (um metal tóxico), o crómio (um elemento metálico), o óxido de etileno, o níquel (um elemento metálico), o polónio-210 (um elemento químico radioativo), o cloreto de vinilo, o formaldeído, o benzo[α]pireno e o tolueno (23). Fumar e/ou mascar tabaco aumenta o risco de carcinoma espinocelular e adenocarcinoma do esófago (24).

1.1.2 Álcool

Embora não existam provas de que o álcool em si mesmo seja um agente cancerígeno, o álcool pode atuar como um cocarcinogéneo ao potenciar os efeitos cancerígenos de outros produtos químicos como o tabaco. As pessoas que consomem álcool e tabaco correm um maior risco de desenvolver carcinomas esofágicos. O consumo excessivo de álcool aumenta o risco de carcinoma de células escamosas (24).

1.1.3 Dieta

Uma dieta rica em gorduras, pobre em proteínas e pobre em hidratos de carbono demonstrou aumentar o risco de cancro do esófago. A utilização de nitrosamina, um aditivo alimentar por vezes utilizado na comida chinesa, pode aumentar o risco de cancro do esófago (25). As vitaminas A, C e E, e o folato, que actuam como antioxidantes, juntamente com outras substâncias presentes nos alimentos frescos, podem ajudar a prevenir danos no revestimento do esófago que podem levar ao cancro. Num estudo recente, foi demonstrado que níveis mais elevados de selénio no sangue reduzem o risco de cancro do esófago em quase 50%. O selénio encontra-se em todos os frutos e legumes frescos, na carne e nos ovos (24). As bebidas muito quentes podem danificar o revestimento do esófago e aumentar o risco de cancro do esófago. Alguns estudos relataram um risco até 3 vezes superior em pessoas que bebem regularmente bebidas quentes quando estas estão a escaldar (24). Estudos epidemiológicos identificaram uma forte ligação entre o consumo de um fungo *Fusarium verticillioides* em milho contaminado e a incidência de carcinoma de células escamosas do esófago (26).

1.1.4 Esófago de Barrett

As pessoas com DRGE prolongada podem desenvolver esófago de Barrett devido à irritação prolongada do revestimento do esófago pelo ácido. A EB está associada a um risco muito elevado de adenocarcinoma do esófago. As pessoas com EB têm até 125 vezes mais probabilidades de desenvolver adenocarcinoma do esófago do que a média das pessoas (24).

1.1.5 Idade, género e raça

O risco de desenvolver cancro do esófago aumenta com a idade. O risco mais elevado de cancro do esófago situa-se no grupo etário dos 70 aos 80 anos. Os homens têm maior risco de desenvolver cancro do esófago do que as mulheres. A raça afro-americana tem um risco três vezes maior de desenvolver cancro do esófago em comparação com os caucasianos (25).

1.1.6 Outros problemas de saúde

A tilose está associada a um risco muito elevado de carcinoma esofágico de células escamosas. É uma doença cutânea hereditária rara caracterizada por pele demasiado espessa nas palmas das mãos e nas plantas dos pés (24).

A acalasia refere-se ao relaxamento incompleto do esfíncter esofágico inferior em resposta à deglutição. As pessoas com acalasia têm um risco 10 a 11 vezes maior de desenvolver células escamosas e adenocarcinoma do esófago do que as pessoas sem acalasia (12, 20)

A síndrome de Plummer-Vinson está associada a anemia resultante de deficiência de ferro. Esta doença tem sido associada ao CEC do esófago. Os doentes também desenvolvem pequenos e finos crescimentos de tecido que bloqueiam parte do seu tubo alimentar, dificultando a deglutição (24).

2.5 Sinais e sintomas associados ao cancro do esófago

A dificuldade em engolir (disfagia) é um dos sintomas mais comuns associados ao cancro do esófago. À medida que o tumor cresce, pode ocorrer dor ao engolir (odinofagia), que está normalmente associada a fases tardias da doença. Alguns doentes apresentam dores no peito que descrevem como uma sensação de pressão ou de ardor no peito. Estes sintomas são mais frequentemente causados por outros problemas que não o cancro, como a azia e a dor associada a dificuldades de deglutição. Cerca de metade dos doentes perdem peso devido a problemas de deglutição que os impedem de comer o suficiente para manter o peso, à diminuição do apetite e ao aumento do metabolismo provocado pelo cancro. A hemorragia esofágica também se regista em alguns doentes. O sangue passa através do trato digestivo e faz com que as fezes fiquem pretas. Outros sinais associados ao cancro do esófago incluem: rouquidão na voz, tosse constante, soluços, dores nos ossos e pneumonia devido à massa bloqueadora (27).

2.6 Diagnóstico das lesões do esófago

2.6.1 Endoscopia

Se houver suspeita de cancro do esófago, a endoscopia é frequentemente a primeira opção para determinar a natureza do problema do doente. O médico consegue ver o revestimento do esófago e pode examinar a presença de cancro. Se forem detectados locais suspeitos, é efectuada uma biópsia que é enviada para o laboratório para diagnóstico histológico (25).

2.6.2 Engolir bário

É ingerido bário para revestir as paredes do esófago e depois são tiradas radiografias do esófago. A presença de um tumor faz com que o bário cubra essa zona do esófago de forma irregular. Mesmo cancros pequenos e precoces podem ser detectados com este exame. Os estudos com bário são muito menos invasivos e causam pouco desconforto do que a endoscopia, pelo que este exame é frequentemente o primeiro a ser utilizado em caso de suspeita de cancro do esófago. Esta técnica não permite confirmar o diagnóstico de cancro do esófago, uma vez que não é possível efetuar uma biopsia. Além disso, só mostra a forma do revestimento interno do esófago, pelo que não pode ser utilizada para determinar a extensão do cancro fora do esófago (21, 23).

2.6.3 Tomografia computorizada (TC)

Ao contrário de uma radiografia normal, a TAC cria imagens pormenorizadas dos tecidos moles e dos órgãos do corpo. É um exame muito útil para determinar a extensão da disseminação do cancro do esófago depois de feito o diagnóstico, mas não para o diagnóstico inicial. Estes exames podem também mostrar os órgãos e os gânglios linfáticos próximos, bem como as áreas distantes de disseminação do cancro. A TAC pode ajudar a determinar se a cirurgia é uma boa opção de tratamento (21, 23).

2.6.4 Biópsia

Isto envolve a remoção de tecidos, frequentemente feita durante a endoscopia, para que possam ser vistos ao microscópio por um patologista para verificar se existem sinais de cancro. Podem ser recolhidas amostras de biópsia de várias áreas diferentes do revestimento da parte inferior do esófago para detetar o esófago de Barrett precoce em doentes com factores de risco para o esófago de Barrett (28).

2.6.5 Amostragem citológica

Os métodos de recolha de amostras citológicas revelaram uma série de vantagens em relação à biopsia. A amostragem citológica pode abranger uma área mais vasta do que a biópsia, especialmente no caso de lesões neoplásicas pré-invasivas e de displasia de alto grau, em que não se observa qualquer lesão óbvia, mas sim áreas de irregularidades mal definidas. Um esfregaço citológico corretamente preparado pode fornecer células linfóides isoladas bem preservadas, ao contrário das biópsias distorcidas e espremidas. A amostragem citológica é menos invasiva e pode ser muito útil do que as biopsias em doentes com perturbações da coagulação ou tumores vasculares. As preparações citológicas têm um tempo de execução curto, o que é de grande importância quando é necessária uma decisão rápida sobre o tratamento do doente (11).

Existem vários métodos de recolha de amostras para a citologia esfoliativa. A lavagem do esófago envolve a instilação de grandes volumes de fluido, normalmente soro fisiológico, através da boca e, em seguida, a manobra do doente em várias posições, de modo a obter células de toda a mucosa. Este método já não está a ser utilizado para diagnosticar neoplasias gastrointestinais (6). A escovagem direta de lesões esofágicas visíveis através da utilização de um fibroscópio é o método de colheita de amostras citológicas mais utilizado (11). A citologia de resgate, embora não seja um método comum, tem sido utilizada para recuperar material presente na superfície externa da pinça de biópsia, deslocado durante a retirada da pinça durante a biópsia. O canal é lavado com soro fisiológico ou fixador (6). A aspiração endoscópica com agulha fina (AFN) é também utilizada especialmente para lesões confinadas à lâmina própria ou à submucosa e à muscular (11). Os balões esofágicos para citologia com uma superfície abrasiva também têm sido utilizados como método de amostragem do esófago. Foi também utilizada uma esponja revestida de gelatina. Estudos demonstraram que é bem tolerada pelos doentes (10). Os doentes engolem o produto da sua escolha e aguardam 5 a 10 minutos para que a gelatina se dissolva antes de a esponja ser retirada. O amostrador de balão demonstrou ser mais sensível do que o amostrador de esponja na deteção de carcinoma escamoso do esófago (29).

O rastreio generalizado para detetar carcinoma esofágico precoce, utilizando citologia de esponja e de balão, foi utilizado apenas na China, Irão e África do Sul, onde as taxas de doença são suficientemente elevadas para tornar o rastreio rentável (4). Não se sabe como o método da esponja esfoliativa se compara com a endoscopia contemporânea, que, devido ao custo e à disponibilidade limitada, não pode ser utilizada em grande escala para efeitos de deteção do cancro do esófago (10).

2.7 Justificação

O cancro do esófago é o 9th cancro mais comum no mundo e o 5th cancro mais comum nos países em desenvolvimento. O cancro do esófago tem lesões pré-cancerosas conhecidas que podem ser detectadas precocemente através do diagnóstico citológico. Com a epidemia de VIH, verifica-se um aumento da incidência do cancro, o ressurgimento de infecções endémicas e uma vasta gama de infecções oportunistas. O cancro do esófago tem uma incidência elevada e uma taxa de sobrevivência reduzida, pelo que há uma grande necessidade de rastreio das lesões precursoras que identificam os indivíduos com risco elevado de desenvolver carcinoma invasivo do esófago.

Não existe um método de rastreio normalizado para os cancros do esófago, embora a endoscopia seja o método mais utilizado. Embora a endoscopia tenha uma sensibilidade e especificidade elevadas, superiores a 90%, devido ao seu elevado custo, não é facilmente aceite pelos doentes. Os endoscopistas e patologistas no país são poucos e estão principalmente sediados na cidade de Nairobi, o que dificulta o acesso dos doentes das zonas rurais aos seus serviços.

Os estudos demonstraram que a citologia esofágica com esponja é um método de rastreio do cancro do esófago sensível (sensibilidade de 81 - 90% e especificidade de 92 - 99,9%), mais barato, menos invasivo e facilmente aceite pelos doentes. Também demonstrou ser sensível na deteção de infecções esofágicas, especialmente em doentes com doença de imunodeficiência adquirida. Este procedimento de recolha de amostras de esponja pode ser eficazmente executado por profissionais de saúde não médicos, de forma rápida e com pouco desconforto para os doentes; por conseguinte, pode ser utilizado como método de rastreio, especialmente em zonas onde não existem serviços de endoscopia. Não foram realizados estudos no Quénia sobre a citologia esofágica com esponja.

2.8 Questões de investigação

Quais são os resultados citológicos do esófago utilizando a citologia de esponja em doentes encaminhados para endoscopia esofágica no KNH?

Quais são os factores de risco associados ao carcinoma do esófago nesta população?

2.9   Objectivos

2.9.1 Objetivo geral

Descrever os achados citológicos do esófago utilizando a citologia de esponja em doentes referenciados para endoscopia esofágica no KNH.

2.9.2 Objectivos específicos

a) Primário

1.   Obter uma amostra do esófago para avaliação citológica utilizando uma esponja em doentes encaminhados para endoscopia esofágica no KNH.

2.   Descrever o padrão dos achados citológicos esofágicos utilizando a citologia em esponja em doentes referenciados para endoscopia esofágica.

b) Secundário

3.   Comparar os resultados citológicos da esponja com os resultados da endoscopia e da biopsia.4. Identificar possíveis factores de risco associados à doença esofágica.

3.0 MATERIAIS E MÉTODOS

Tipo de estudo: Um estudo transversal descritivo

Local do estudo: Unidade de endoscopia do Kenyatta National Hospital (KNH). O KNH está localizado no condado de Nairobi, que tem uma população de aproximadamente 3.138.369 habitantes. Tem uma capacidade total de 1800 camas. A unidade de endoscopia está identificada como clínica número 24 e serve uma média de 75 pacientes por semana, o que corresponde a cerca de 1.900 pacientes por ano. Um doente que é encaminhado para endoscopia é informado sobre os preparativos necessários antes da realização do procedimento e, em seguida, é marcado para o procedimento de endoscopia numa data posterior. Durante o procedimento, pode ser efectuada uma biópsia para avaliação histológica, quando necessário.

Duração do estudo: De março a maio de 2013

População: Pacientes adultos referenciados para endoscopia esofágica

3.1 Critérios de seleção

3.1.1 Critérios de inclusão

1. Adultos do sexo masculino e feminino com idade igual ou superior a 18 anos referenciados para endoscopia esofágica no KNH e elegíveis para serem submetidos a endoscopia.

2. Indivíduos que deram consentimento informado.

3.1.2 Critérios de exclusão

1. Indivíduos com carcinoma esofágico conhecido e qualquer outra malignidade primária conhecida. 2. Pacientes com história de cirrose hepática e/ou varizes esofágicas.

3.2 Determinação da dimensão da amostra

A dimensão da amostra foi calculada utilizando a fórmula de Fisher. A prevalência do cancro do esófago de 11,7% utilizada neste estudo foi obtida de um estudo realizado em Transkei, África do Sul, onde foram examinados 847 doentes durante 1999-2003, dos quais 10 casos foram diagnosticados como suspeitos de malignidade, 13 - displasia grave, 30 - moderada e 56 - displasia ligeira (21).

$$n = \frac{Z^2 P(1-P)}{d^2}$$

Onde,

n é a dimensão mínima da amostra

Z é o desvio padrão normal que corresponde a um intervalo de confiança de 95%

P é a prevalência conhecida

d é a margem de erro do grau de precisão fixado em ±5%

$$n = \frac{1.96^2 \times 0.117(1-0.117)}{0.05^2} = 158.75$$

n = 159

No entanto, para este estudo, devido a limitações de tempo e financeiras, foi utilizada uma amostra de sessenta (60) pessoas. Este é um estudo descritivo e uma amostra mínima de trinta (30) é suficiente.

3.3 Método de amostragem

Foi utilizado um método de amostragem conveniente não probabilístico. Foram recrutados para o estudo homens e mulheres com idade igual ou superior a 18 anos que preenchiam os critérios de inclusão, até se atingir o tamanho de amostra pretendido. Não se procedeu a qualquer aleatorização.

3.4 Recolha de dados

Os indivíduos que eram elegíveis para este estudo, que satisfaziam os critérios de inclusão e que deram o seu consentimento informado, foram convidados a fornecer informações no questionário. A informação sócio-demográfica e a história clínica foram extraídas dos questionários preenchidos.

3.5 Colheita de amostras Procedimento

Foi pedido aos sujeitos do estudo que fizessem jejum durante a noite, como é habitual para a endoscopia, antes da realização do procedimento. Antes do exame, foram retiradas as próteses dentárias e a boca foi lavada com água. Com o doente sentado na posição vertical, o investigador colocou a esponja encapsulada (Oesotest, Actimed Suíça) presa a um fio na parte posterior da garganta e pediu-se ao doente que engolisse 1-2 goles de água. Uma vez no estômago, no espaço de 5-10 minutos, a gelatina dissolveu-se, permitindo que a esponja se expandisse antes de ser retirada pelo fio preso. A esponja retirada foi enrolada numa lâmina de vidro etiquetada e foi efectuado um esfregaço convencional. A esponja foi então lavada em solução salina normal, centrifugada a 1500 rpm durante 5 minutos e foi efectuado um esfregaço a partir do botão de células (30). Os esfregaços foram imediatamente fixados em álcool a 95% durante pelo menos 15 minutos. Foi utilizada a coloração de Papanicolaou para corar os esfregaços.

3.6 Avaliação e interpretação citológica

Existe uma semelhança notável entre a apresentação citológica do carcinoma in situ e as lesões relacionadas do esófago e do colo do útero (10). Por conseguinte, os critérios de adequação celular, bem como a interpretação, foram semelhantes aos do Sistema Bethesda (TBS) 2001. Os esfregaços adequados para avaliação foram esfregaços convencionais com células escamosas bem preservadas e visualizadas cobrindo mais de 30% da superfície da lâmina. O esfregaço adequado, mas limitado, tinha células escamosas bem preservadas e visualizadas cobrindo 10-30% da superfície da lâmina. O esfregaço inadequado apresentava menos de 10% da superfície da lâmina coberta por células escamosas. As células glandulares adequadas tinham pelo menos dois grupos bem preservados e bem visualizados, cada um com pelo menos cinco células glandulares (7). As interpretações recomendadas para as células escamosas incluíam: negativo para lesão intra-epitelial ou malignidade (NILM) ou anomalia das células epiteliais, células escamosas atípicas de significado indeterminado (ASC-US), células escamosas atípicas não podem excluir HSIL (ASC-H), lesão intra-epitelial escamosa de baixo grau (LSIL), lesão intra-epitelial escamosa de alto grau (HSIL) e carcinoma de células escamosas. As interpretações para as células glandulares incluíram: células glandulares atípicas (AGC), células glandulares atípicas favorecem a neoplasia, adenocarcinoma in situ (AIS) e adenocarcinoma.

3.7 Gestão de dados

Os dados recolhidos foram guardados num registo de capa dura, em folhas de cálculo do Microsoft Excel e no software SPSS. Os dados recolhidos dos questionários e do registo em papel foram guardados em armários fechados à chave, onde só o investigador tem acesso, mantendo assim a confidencialidade. A informação armazenada em cópias em papel foi protegida contra o acesso de pessoas não autorizadas através de uma palavra-passe. Todos os registos foram identificados por números de identificação do estudo.

Todos os dados foram analisados com recurso ao SPSS versão 20. A média e a mediana foram utilizadas para as variáveis contínuas, enquanto as proporções foram utilizadas para as variáveis categóricas. Foi utilizado o teste do qui-quadrado para determinar a associação entre os achados citológicos e os resumos clínicos e os factores de risco. O teste Kappa, o teste de McNemar e o teste de Cochran foram utilizados para comparar os resultados citológicos, endoscópicos e histológicos, quando apropriado. Todos os testes estatísticos foram efectuados com um nível de significância de 5% (níveis de confiança de 95%). Os resultados foram apresentados em tabelas e gráficos.

3.8 Garantia de qualidade

Todos os reagentes foram preparados em conformidade com os procedimentos operacionais normalizados (PON) e de acordo com as instruções do fabricante. Todos os esfregaços foram revistos e assinados pelo investigador principal juntamente com o patologista consultor. Todos os esfregaços positivos e 10% dos negativos, escolhidos aleatoriamente, foram reexaminados por um patologista independente.

3.9   Considerações éticas

Antes do início do estudo, foi pedida e obtida autorização do comité de análise ética da UON/KNH. Foi obtido o consentimento informado de todos os potenciais participantes. Teve-se o cuidado de minimizar o desconforto do doente e foram excluídos os que não conseguiam engolir a cápsula devido a disfagia grave. Todos os resultados do rastreio citológico da esponja foram comunicados ao médico assistente. Os riscos envolvidos neste estudo foram mínimos, incluindo um ligeiro desconforto (engasgamento) aquando da retirada da esponja. Não foram negados cuidados às pessoas que se recusaram a participar. Todas as informações obtidas no estudo permaneceram confidenciais.

4.0 RESULTADOS

4.1 Factores sócio-demográficos

Um total de sessenta (60) doentes recrutados para o estudo cumpriam os critérios de inclusão e tinham esfregaços satisfatórios para avaliação. As mulheres constituíam o grupo maioritário, 68,33%, e 31,67% eram homens, o que representa um rácio mulher:homem de 2,2:1 **(Tabela 1)**. Todos os 60 participantes eram negros.

	Género		
	Masculino	Feminino	Total
Faixa etária < 20 anos	0	1	1 (1.7%)
21-30	4	7	11 (18.3%)
31-40	4	10	14 (23.3%)
41-50	4	11	15 (**25.0%**)
51-60	2	7	9 (15.0%)
61-70	3	5	8 (13.3%)
> 70	2	0	2 (3.3%)
Total	19 (**31.7%**)	41(**68.3%**)	60(100.0%)

Quadro 1 Tabulação cruzada entre grupo etário e género

4.1.1 Distribuição etária

A faixa etária de maior incidência foi entre 41 e 50 anos, representando 25,0%. **(Tabela 1 e Figura 1)**. A faixa etária era de 57 anos (18 a 75 anos), com uma média de 43,77 anos (desvio padrão de 14,623), uma mediana de 42,0 anos e uma moda de 42 anos.

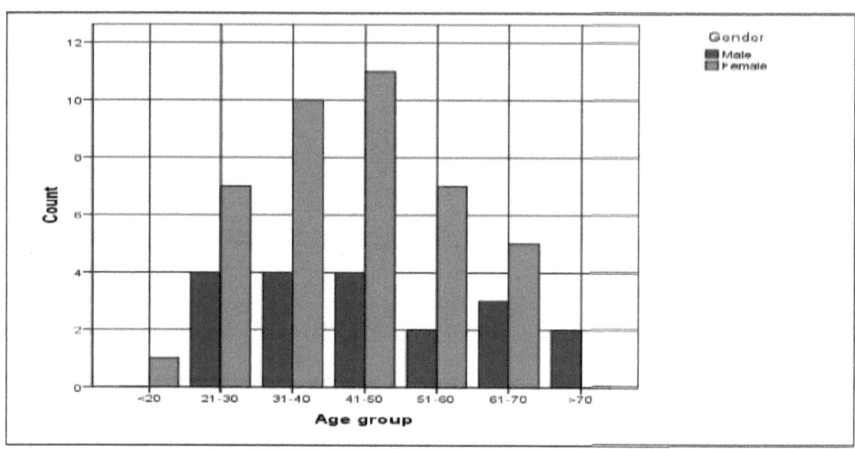

Figura 1 Distribuição etária por género

4.1.2 Residência

O maior número de participantes, 63,33%, residia em Nairobi, 25,0% na região central e o menor número (1,67%) residia na província de Rift Valley **(Figura 2)**. Neste estudo, não se verificou qualquer associação entre a área de residência e o desenvolvimento de cancro do esófago (valor de p 0,102).

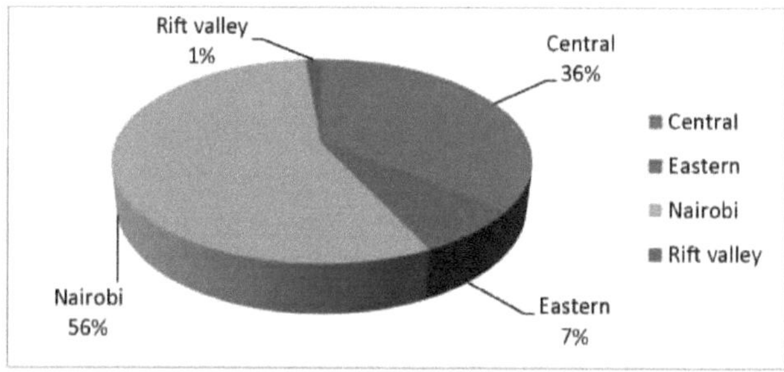

Figura 2 Proporção das áreas de residência dos participantes

De todos os participantes, 52 (86,7%) foram negativos para lesão intra-epitelial ou malignidade. Entre os 52 doentes com NILM, 5 (9,6%) apresentavam esfregaços inflamatórios e 9 (17,3%) apresentavam candidíase. A metaplasia intestinal foi registada em 6(10%) de todos os doentes, 1(1,7%) HSIL e 1(1,7%) SCC (Tabela 2).

Findings		Frequency	Percent	Cumulative Percent
	NILM	52	86.6	86.6
	Intestinal metaplasia	6	10.0	96.6
	HSIL	1	1.7	98.3
	SCC	1	1.7	100.0
	Total	60	100.0	
NILM	NILM	38	73.1	73.1
	Inflammatory	5	9.6	82.7
	Candidiasis	9	17.3	100
	Total	52	100	

Quadro 2 Padrão dos resultados citológicos

4.2.1 Citomorfologia de vários achados citológicos

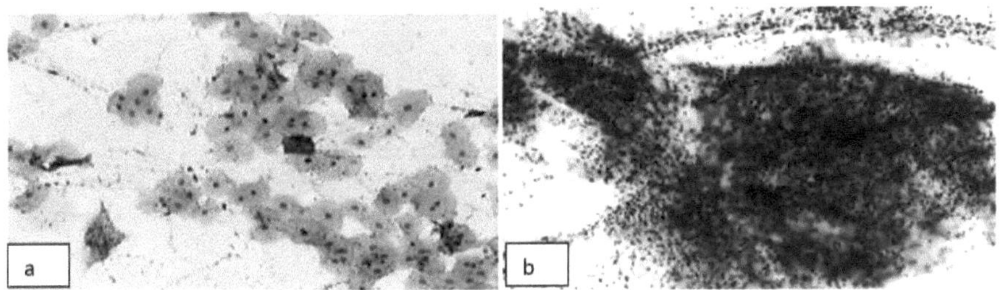

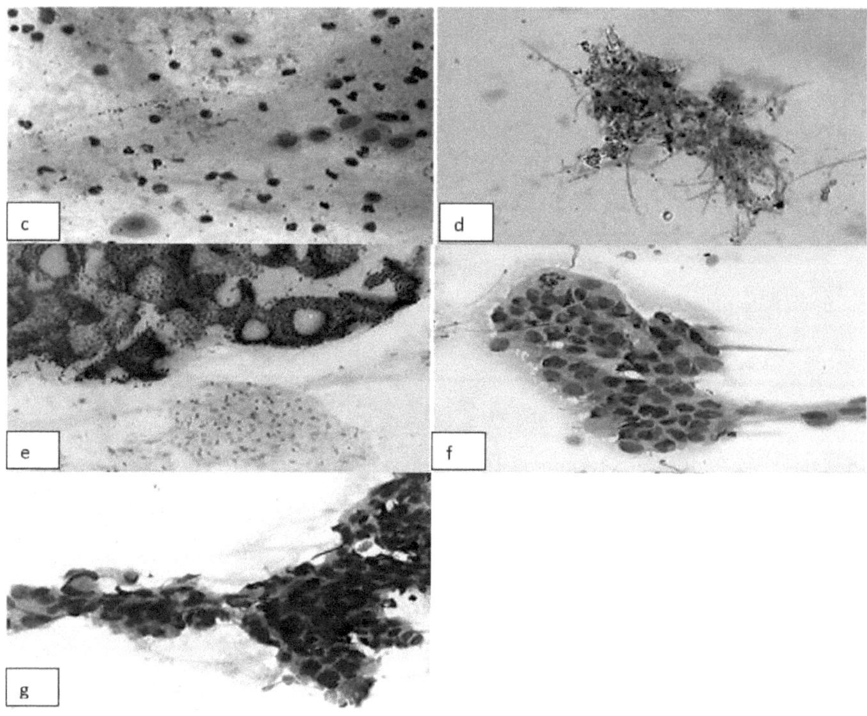

Figura 3 Fotomicrografias de: a) esfregaço normal, b) esfregaço inflamatório, c) esfregaço reativo, d) espécies de Candida, e) metaplasia intestinal, f) HSIL e g) SCC

4.2.2 Padrão de achados citológicos por sexo e idade.

As participantes do sexo feminino superaram os seus homólogos do sexo masculino em achados citológicos classificados como NILM (2:1), inflamação (5:1), espécies de Candida (2:1) e metaplasia intestinal (5:1). No entanto, tanto HSIL como SCC foram encontrados em homens **(Figura 4).** Todos os achados citológicos estavam razoavelmente distribuídos entre todos os grupos etários, à exceção dos achados de HSIL e CEC, que foram encontrados nas 6th e 7th décadas de vida (**Tabela 3**). Verificou-se que os achados citológicos tinham uma associação estatisticamente insignificante com a idade e o género (valor de p 0,447 e 0,194, respetivamente).

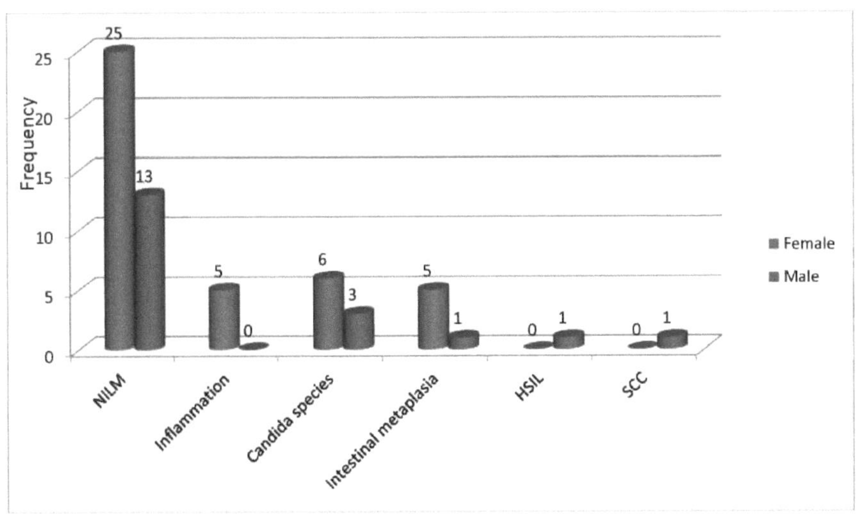

Figura 4 Padrão dos resultados citológicos por género

		Epithelial cell cytological features						Total
		Inflammation	Candidiasis	Intestinal metaplasia	NILM	HSIL	SCC	
Age group	>20	0	0	0	1	0	0	1
	21-30	2	0	3	6	0	0	11
	31-40	1	1	1	11	0	0	14
	41-50	1	3	1	10	0	0	15
	51-60	1	4	0	4	0	0	9
	61-70	0	1	1	4	1	1	8
	<70	0	0	0	2	0	0	2
Total		5	9	6	38	1	1	60

Quadro 3 Padrão dos resultados citológicos por grupo etário

4.2.3 Achados citológicos por resumos clínicos

Houve uma associação estatisticamente significativa entre os achados citológicos e os pacientes que apresentavam azia persistente e dor na deglutição (valor de p 0,001 e 0,017, respetivamente) (**Tabela 4**).

Clinical summary		Epithelial cell cytological features						Total	P value
		Inflammation	Candidiasis	Intestinal metaplasia	NILM	HSIL	SCC		
Persistent heartburn	Yes	5	8	6	36	0	0	55	0.001
	No	0	1	0	2	1	1	5	
Total		5	9	6	38	1	1	60	
Difficulty in swallowing	Yes	1	2	2	15	1	1	22	0.414
	No	4	7	4	23	0	0	38	
Total		5	9	6	38	1	1	60	
Pain in swallowing	Yes	0	3	0	3	0	1	7	0.017
	No	5	6	6	35	1	0	53	
Total		5	9	6	38	1	1	60	

Tabela 4 Tabulação cruzada dos resumos clínicos por achados citológicos

4.3 Diagnóstico endoscópico

De todos os doentes que foram submetidos a exame endoscópico do esófago, os resultados foram os seguintes: esófago normal 40 (66,67%), DRGE 11 (18,33%), candidíase 7 (11,67%) e tumor 2 (3,33%). A distribuição dos resultados endoscópicos entre os grupos etários foi estatisticamente insignificante ($\chi2$ - 27,19, df - 18, valor de p - 0,75). Os pacientes com tumor de esófago encontrados neste estudo eram todos do sexo masculino na 6th e 7th década de vida (**Tabela 5 e Figura 5**).

Resultados da endoscopia

		Normal	GERD	Candidiasis	Tumor	Total	χ^2	df	P value
Age group	<20	1	0	0	0	1			
	21-30	6	5	0	0	11			
	31-40	9	3	2	0	14	27,19	18	0.75
	41-50	12	2	1	0	15			
	51-60	6	0	3	0	9			
	61-70	4	1	1	2	8			
	>70	2	0	0	0	2			
Total		40(66.67%)	11(18.33%)	7(11.67%)	2(3.33%)	60(100%)			
Gender	Male	13(32.5%)	3(27.27%)	1(14.29%)	2(100%)	19			
	Female	27(67.5%)	8(72.73%)	6(85.71%)	0(0.0%)	41	5.40	3	0.144
Total		40	11	7	2	60			

χ2-Chi quadrado; df - Graus de liberdade; P valor - Nível de significância

Tabela 5 Tabulação cruzada dos achados endoscópicos por grupo etário e género.

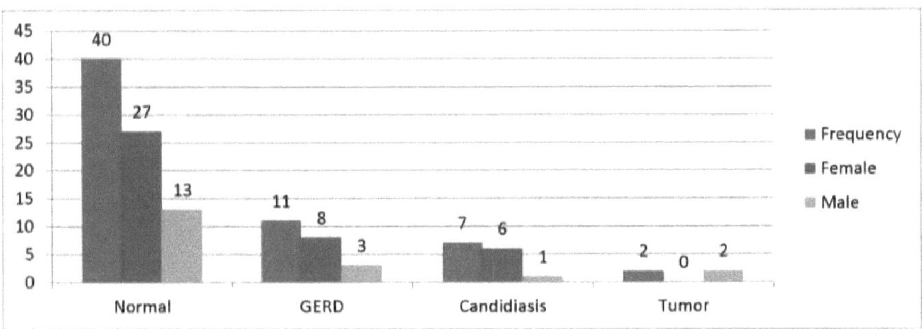

Figura 5 Resultados endoscópicos por género

4.4 Comparação entre os achados citológicos e os achados endoscópicos

Verificou-se uma boa concordância entre os achados endoscópicos e citológicos (citologia em esponja) do esófago, com um valor kappa de 0,588 e um valor p de 0,001.

		Cytological Findings			Total	Kappa value	P value
		Normal	Infection	Lesion			
Endoscopic results	Normal	35	4	1	40		
		87.5%	10.0%	2.5%	100.0%		
	Infection	1	6	0	7		
		14.3%	85.7%	.0%	100.0%	0.588	0.001
	Lesion	6	0	7	13		
		46.2%	.0%	53.8%	100.0%		
Total		42	10	8	60		
		70.0%	16.7%	13.3%	100.0%		

(valor KAPPA; 0,5=concordância MODERADA, 0,7=BOA concordância& 0,8 concordância muito boa)

Tabela 6 Tabulação cruzada Resultados endoscópicos versus achados citológicos Tabulação cruzada

4.5 Comparação entre os achados citológicos e os achados histológicos

De todos os doentes que foram avaliados pelo método citológico, foram efectuadas 2 (3,33%) biopsias para diagnóstico histológico. Na citologia, uma foi registada como HSIL e a outra como CEC, enquanto na histologia (padrão de ouro) ambas foram registadas como CEC. O pequeno tamanho da amostra (n=2) pode ter resultado numa fraca medida de concordância, embora tenha havido uma associação estatisticamente significativa (valor Kappa - 0,338, valor p - 0,001) entre os achados citológicos e os achados histológicos.

4.6 Análise dos factores de risco do cancro do esófago

O número de casos de cancro do esófago neste estudo foi reduzido, pelo que não foi possível fazer inferências estatísticas sobre os factores de risco (tabaco, álcool, aditivos alimentares, bebidas muito quentes, entre outros) associados ao cancro do esófago devido ao reduzido poder do teste de associação.

4.7 Resumo clínico

O resumo clínico, tal como indicado no questionário, foi classificado como: dificuldades em engolir, dor ao engolir, azia persistente, diagnóstico esofágico anterior, história familiar de cancro do esófago e utilização de medicamentos para relaxar o esófago. A maioria dos doentes, 59,1%, apresentava azia persistente, enquanto os doentes com história familiar de cancro do esófago representavam apenas 3,3% do total de participantes. Nenhum dos doentes diagnosticados com cancro do esófago referiu ter antecedentes familiares de cancro do esófago. Os participantes que sentiam dor ao engolir eram 8% do total **(Figura 6)**. Nenhum dos doentes referiu ter utilizado medicamentos para relaxar o esófago.

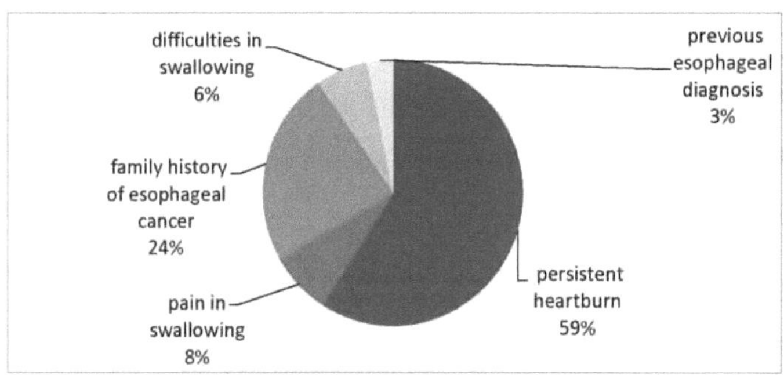

Figura 6 Resumos de informações clínicas

4.7.1 Diagnóstico prévio do esófago

Noventa por cento 54/60 (90%) do total de doentes não tinham diagnóstico esofágico prévio e estavam a ser examinados pela primeira vez. Os doentes em seguimento com diagnóstico de DRGE representavam 5/60 (8,3%) e apenas um doente (1,7%) com diagnóstico de BE que veio para reexame após tratamento **(Figura 7)**.

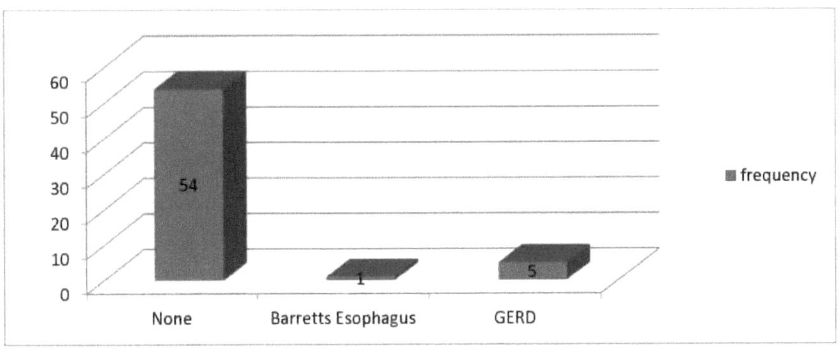

Figura 7 Diagnósticos anteriores do esófago

5.0 DISCUSSÃO

Os cancros do esófago continuam a ser um desafio global devido à sua elevada taxa de mortalidade em resultado do diagnóstico tardio, cujo prognóstico é grave (2). Os estudos sobre a utilização de métodos citológicos para o diagnóstico precoce têm apresentado resultados promissores, uma vez que foram diagnosticadas lesões pré-cancerosas do esófago. A maioria destes estudos foi realizada na China, no Irão e na África do Sul (pontos quentes para os cancros do esófago), mas não foram realizados estudos documentados na África Oriental e no Quénia, em particular. De acordo com o relatório Globocan de 2010, o cancro do esófago no Quénia foi classificado como o principal cancro nos homens e o terceiro nas mulheres, depois do cancro do colo do útero e da mama. Este estudo teve como objetivo descrever os resultados citológicos do esófago utilizando a citologia de esponja em doentes encaminhados para endoscopia esofágica no KNH.

5.1 Factores sócio-demográficos

Todos os participantes eram negros. A proporção de mulheres para homens neste estudo foi de 2,2:1, ao contrário de outros estudos em que o número de homens ultrapassou o de mulheres (7, 29,31). A maioria (25%) dos participantes estava na 4th e 5th década de vida, sendo a média de idade de 43,77 anos. O risco mais elevado de cancro do esófago situa-se entre os 70 e os 80 anos, tendo os homens um risco mais elevado do que as mulheres, o que pode contribuir para o facto de, neste estudo, poucos (3,33%) doentes terem cancro do esófago. Um estudo realizado por Dawsey S. et al. recrutou doentes entre os 50 e os 60 anos (grupo de alto risco) e o número de cancros do esófago foi elevado (32%) (29). Os doentes diagnosticados (histologicamente) com CEC eram ambos do sexo masculino, nas suas 6th e 7th décadas documentadas na literatura, em que os homens correm maior risco de desenvolver cancro do esófago do que as mulheres (10-12, 25).

A maioria dos doentes era oriunda das províncias do centro e de Nairobi. A possível razão para este facto é que o KNH está próximo dos doentes das províncias do centro e de Nairobi e, por conseguinte, é facilmente acessível em termos logísticos.

5.2 Achados citológicos

Todos os participantes (100%) engoliram a esponja encapsulada com sucesso e obtiveram esfregaços com material satisfatório para avaliação. A técnica da citoesponja foi bem tolerada pelos doentes e também teve um bom rendimento celular, semelhante a outros estudos efectuados noutros locais (7, 29, 32).

O desconforto mínimo para o doente e a relativa simplicidade da recolha e interpretação das células esofágicas tornam este procedimento adequado para o rastreio de doentes. No entanto, os doentes com disfagia moderada a grave não conseguiram engolir a esponja encapsulada, pelo que foram excluídos do estudo. Por conseguinte, a citologia com esponja não é adequada para este grupo de doentes e devem ser utilizadas outras intervenções.

Os esfregaços negativos para lesão intra-epitelial ou malignidade, incluindo os casos compostos apenas por inflamação e infecções, foram os mais comuns (86,6%), a metaplasia intestinal foi registada em 10% de todos os doentes, 1,7% HSIL e 1,7% SCC. Estes resultados foram bem comparados com o estudo de Stepien de 2009 na África do Sul (21). No entanto, outros estudos realizados na China e na África do Sul registaram números mais elevados de anomalias intra-epiteliais (29, 31, 33, 34). Isto pode ser explicado pelo facto de estes estudos terem utilizado amostras muito grandes (625 a 12 877) e também por estas regiões serem consideradas pontos quentes para o cancro do esófago. Além disso, os doentes com disfagia progressiva grave, os mais susceptíveis de apresentarem tumores malignos, também foram excluídos deste estudo, uma vez que não conseguiam engolir a cápsula de esponja.

De todos os participantes, 10% tinham esfregaços que mostravam metaplasia intestinal, o que sugeria DRGE e/ou EB, que é uma lesão precursora do adenocarcinoma do esófago. O estudo britânico de Fitzgerald et al. utilizou uma citosponja para obter amostras para o rastreio de biomarcadores da EB (35). Um estudo de coorte realizado por Kadri et al. analisou a aceitabilidade e a exatidão de um teste de rastreio não endoscópico (citologia em esponja) para o BE nos cuidados primários e concluiu que a citologia em esponja tem uma sensibilidade de 73,3% (intervalo de confiança de 95% 44,9% a 92,2%) (16). Rader et al. estudaram o rastreio citológico da EB e concluíram que a citologia em esponja é uma abordagem sensível, pouco dispendiosa e minimamente invasiva para a avaliação de doentes com DRGE e EB (36).

Tal como está documentado noutros estudos realizados noutros locais, as espécies de Candida (15% de todos os participantes) foram a infeção mais comum (9, 10). No entanto, neste estudo, o valor é mais elevado em comparação com um estudo realizado no Uganda, onde o diagnóstico de espécies de Candida foi efectuado por via endoscópica (22). Isto pode ser explicado pelo facto de a citologia ter melhores resultados na deteção de infecções esofágicas em comparação com a endoscopia (6, 11, 37).

5.3   Comparação entre os resultados citológicos, endoscópicos e da biopsia.

Verificou-se uma boa concordância (valor Kappa de 0,588) entre os achados endoscópicos e citológicos, tal como relatado noutros estudos (38). A endoscopia é uma técnica muito sensível para identificar lesões esofágicas clinicamente significativas num centro de referência. No entanto, na maioria dos contextos, será mais adequada como teste secundário para confirmar e localizar lesões identificadas por um procedimento primário mais barato e menos invasivo, neste caso a citologia com esponja, e como triagem para biópsia endoscópica.

De todos os doentes que foram avaliados citologicamente, apenas 3% efectuaram biopsias para diagnóstico histológico. A histologia confirmou que os dois casos eram lesões significativas - carcinoma de células escamosas, tal como detectado pela citologia. Apesar de a citologia ter registado um caso como HSIL e o outro como CEC definitivo, a intervenção após o rastreio foi a mesma - tratamento cirúrgico. Por conseguinte, o rastreio com citologia de esponja identificou corretamente esses casos. No entanto, os números eram demasiado reduzidos para uma análise estatística.

5.4   Factores de risco associados ao cancro do esófago.

Um dos objectivos secundários deste estudo era identificar possíveis factores de risco associados a tumores malignos do esófago. No entanto, devido à reduzida dimensão da amostra e à impossibilidade de atingir este objetivo utilizando um desenho de estudo descritivo transversal, não foi possível avaliar os factores de risco associados ao cancro do esófago. No entanto, dentro dos limites dessas limitações - foram registados alguns resultados - contributivos ou não.

Embora a ingestão de bebidas quentes ferventes tenha sido associada ao cancro do esófago, de acordo com um estudo realizado por Dawsey S. et al. no hospital Tenwek, no Quénia, este estudo não conseguiu deduzir a associação entre o cancro do esófago e a ingestão de bebidas quentes ferventes. Relatórios de estudos realizados na China documentaram que os aditivos alimentares que contêm nitrosaminas aumentam o risco de desenvolver cancro do esófago (34). No entanto, este estudo relatou poucos casos de cancro do esófago, pelo que não foi possível deduzir uma associação significativa entre os aditivos alimentares e o aumento do risco de cancro do esófago.

O consumo de tabaco e de álcool tem sido associado a um risco acrescido de cancro do esófago. Os doentes diagnosticados com CEC do esófago tinham antecedentes de consumo de tabaco e de álcool. No entanto, a pequena dimensão da amostra não permitiu efetuar inferências estatisticamente significativas. Por conseguinte, a existência de séries maiores poderá confirmar o risco aparente no caso do tabaco e explorar melhor o papel do álcool.

5.5   Resumo clínico

Os resumos clínicos dos participantes indicaram que a azia persistente (59,1%) era o sintoma mais comum, enquanto a disfagia (8%), entre outros, era o menos comum e, por conseguinte, a indicação para o exame endoscópico neste grupo de estudo.

Verificou-se uma associação entre os achados citológicos e os doentes que apresentavam azia persistente e dor ao engolir (valor de p 0,001 e 0,017, respetivamente). No entanto, as indicações clínicas são inespecíficas para determinadas lesões esofágicas, pelo que são necessários mais exames de avaliação. A citologia de esponja pode ser importante na filtragem de doentes com achados que exijam exame endoscópico com subsequente biopsia, se necessário.

5.8 Conclusões

1.   A esponja esofágica permite obter uma amostra satisfatória para a avaliação citológica.

2.   A maioria dos doentes deste estudo tinha lesões não neoplásicas e apenas alguns tinham lesões malignas que foram corretamente identificadas pela citologia em esponja quando comparada com o padrão de ouro - a biopsia de tecido.

3.   A utilização combinada de citologia, endoscopia e biópsia identificou corretamente o cancro potencialmente curável.

5.9 Recomendações

1.   A citologia em esponja é uma técnica simples e pouco dispendiosa que pode ser utilizada como teste de triagem para doentes com sintomas clínicos esofágicos.

2.   A citologia em esponja pode ser utilizada como teste primário sempre que haja suspeita de uma lesão esofágica, especialmente em contextos clínicos em que não existam instalações endoscópicas e profissionais médicos disponíveis.

3.   A citologia de esponjas pode ser útil no acompanhamento de doentes com EB e DRGE, em vez da endoscopia habitualmente utilizada, que é dispendiosa e não está disponível na maioria dos contextos clínicos, exceto em estabelecimentos de saúde terciários e privados.

4.   Os sinais e sintomas clínicos são inespecíficos para uma determinada lesão esofágica, pelo que é necessária uma avaliação mais aprofundada, entre as quais a citologia de esponja pode ser importante para filtrar os doentes com achados que exigiriam um exame endoscópico com biópsia subsequente, se necessário.

6.0 Limitações do estudo

1.   A citologia com esponja era um procedimento novo no contexto do KNH. Por conseguinte, as limitações de competências podem ter comprometido a qualidade da recolha de amostras.

2.   As pessoas que não conseguiam engolir a cápsula de esponja devido a disfagia grave foram excluídas e, por conseguinte, provavelmente resultaram no menor número de doenças neoplásicas detectadas pela citologia de esponja.

3.   Os factores de risco associados ao cancro do esófago não puderam ser avaliados neste estudo devido ao pequeno número de casos de cancro notificados.

Referências

1.   Wakhisi J, Patel K, Buziba N, Rotich J. Esophageal cancer in north rift valley of western Kenya. Afr Health Sci. 2005 ;5(2):157-63.

2.   GLOBOCAN. Incidência, mortalidade e prevalência do cancro no mundo [Internet]. 2008 ;[citado 2012 Mar 1] Disponível em: http://globocan.iarc.fr/

3.   Ministério da Saúde Pública e Saneamento e Ministério dos Serviços Médicos. Estratégia Nacional de Controlo do Cancro. In: Prevenção e Controlo do Cancro. 2011. p. 11-9.

4.   Tsang T, Hidvegi D, Horth K, Ostrow JD. Reliability of Balloon-Mesh Cytology in Detecting Esophageal Carcinoma in a Population of US Veterans. Cancer. 1987 ;59(3):556-9.

5.   White RE, Abnet CC, Mungatana CK. Cancro do esófago: uma neoplasia maligna comum em jovens do distrito de Bomet, Quénia. Lancet. 2002 ;360(1):462-3.

6.   Wilbur D, com Bibbo M. Comprehensive Cytopathology. China: Saundesr Elsevier; 2008. p. 373-384.

7.   Rahmani M, Shamshiri A. Amostradores para citologia esfoliativa do esófago: comparação de três tipos. Ata Cytologica. 2000 ;44(5):797-804.

8.   Sandra LP, Anca MP, Antonio M P. Citologia esofágica no seguimento de pacientes com neoplasias malignas do trato aerodigestivo superior tratadas. Cytopathology. 2000 ;90(1):11-7.

9.   Braden K. Esophageal Anatomy and Development [Internet]. [citado 2012 Jun 5] Disponível em: www.esophagus-anatomy and development;diameter and lenght/

10.   Koss L Melamed MR. Koss Diagnostic Cytology And Its Histopathologic Bases 2 vol set. In: vol 1. Philadephia: Lippincott Williams & Wilkins; 2001. p. 843-66.

11.   Edmundo SC Barbara SD. Cytology Diagnostic Principle and Clinical Correlates. Philadelphia: Saundesr Elsevier; 2009. p. 197- 206.

12.   DeMay RM. DeMay's Art and Science of Cytopathology. In: vol 2. Chicago: American Society of Clinical pathologist Press; 1996. p. 200-45.

13.   Kumar, Abbas F, Mitchell. Robbins Basic Pathology. Saundesr Elsevier; 2007. p. 585-90.

14.   Ahmedin JM, Freddie B, Melissa MC, Jacques F, Elizabeth W DF. Estatísticas globais sobre o cancro. CA Cancer J Clin. 2011 ;61(2):69-90.

15.   Ferlay J. World cancer statistics: Oesophageal cancer [Internet]. Fundo Mundial de Investigação do Cancro. [citado 2012 Mar 1] Disponível em: http://globocan.iarc.fr/

16. Kadri SR, Lao-sirieix P, Debiram I, Das M, Blazeby JM, Emery J, et al. Aceitabilidade e precisão de um teste de rastreio não endoscópico para o esófago de Barrett nos cuidados primários: estudo de coorte. BMJ. 2010 ;11-8.

17. Pothen J, Peter JK, Tusar D, Jami W, Hidejiro Y, Marion G D. Natural History and Significance of Esophageal Squamous Cell Dysplasia (História Natural e Significado da Displasia de Células Escamosas do Esófago). Cancer. 2002 ;65(12):2731-9.

18. Rabson k. Revisão sistemática: Epidemiologia do cancro do esófago na África Subsariana. Jornal Médico do Malawi. 2010 ;22(3):65-70.

19. Sumeruk R, Segal I, Winkel W, Merwe C. O cancro do esófago em três regiões da África do Sul. Cytopathology. 1992 ;(81):1991-3.

20. Lazarus C, Jaskiewicz K, Sumeruk R, Nainkin J. Técnica de citologia com pincel na deteção de carcinoma do esófago em indivíduos assintomáticos e de alto risco; um estudo piloto. Cytopathology. 1992 ;3291-296.

21. Stepien A. Cancro do esófago em Transkei. In: Palestra Inaugural do Professorado. Cidade do Cabo, África do Sul: 2009. p. 31-9.

22. Ocama, PonsianoK MM, Odida M, Wabinga H, Opio CK, Ierssel SV, Colebunders R. Factores associados ao carcinoma do esófago no Hospital Mulago, Uganda. Ciências da Saúde em África. 8(2):80-4.

23. Instituto Nacional do Cancro. Harms of Smoking and Health Benefits of Quitting [Internet]. [citado 2012 Mar 12] Disponível em:

http://www.cancer.gov/cancertopics/factsheet/Tobacco/cessation

24. Cancer Research UK. Risks and Causes of Oesophageal Cancer (Riscos e causas do cancro do esófago) [Internet]. [citado 2012 Mar 12] Disponível em: http://cancerhelp.cancerresearchuk.org/type/oesophageal-   cancer/about/risks-and-causes-of-oesophageal-cancer

25. MedicineWorld.org Oncologia - Cancro - cancro do esófago [Internet]. [citado 2012 Mar 2] Disponível em: www.http://medicineworld.org/cancer/

26. Denver H. Cancro do esófago em África. IUBMB Life. 2008 ;53(1):263- 67.

27. Sociedade Americana do Cancro. Early Detection, Diagnosis, and Staging TOPICS [Internet]. [citado 2012 Mar 2] Disponível em: www.cancer.org

28. Instituto Nacional do Cancro. Esophageal Cancer Screening (Rastreio do cancro do esófago)

[Internet]. [cited 2012 Jan 26] Disponível em: www.nci.org

29. Roth MJ, Liu S, Sanford D, Bin Z, Christie C, Solomon GD, et al. Deteção citológica de carcinoma de células escamosas do esófago e lesões precursoras utilizando amostradores de balão e esponja em adultos assintomáticos em Linxian, China. Cancer. 2010 ;(11):2047-59.

30. Programa Nacional de Controlo do Cancro. Manuais de Formação em Controlo do Cancro - Manual de Citologia. 2005. p. 10-30.

31. Yang H, Berner A, Mei Q, Giercksky KE et al. Cytologic screening for esophageal cancer in a high-risk population in Anyang County, China. Ata Cytol. 2002 ;46(3):445-52.

32. Rubin CE. Citologia esfoliativa do esófago. CA Cancer J Clin. 1(1):90-96.

33. Lazarus C, Nainkin J. The value of abrasive cytology in the early detection of oesophageal carcinoma. Am J Surg. 1994 ;84(8):478-80.

34. Shen Q, Liu SF DS et al. RASTREIO CITOLÓGICO DO CANCRO ESOFÁGICO : RESULTADOS DE 12.877 INDIVÍDUOS DE UMA POPULAÇÃO DE ALTO RISCO NA CHINA. Cancer. 1993 ;188(1):185-188.

35. Boussioutas A, Kadri SR, Boussioutas A, Kadri SR, Donovan MO, Debiram I, et al. Non-endoscopic screening biomarkers for Barrett ' s oesophagus : from microarray analysis to the clinic Biomarcadores de rastreio não endoscópicos para o esófago de Barrett : da análise de microarray à clínica. 2009 ;581451-9.

36. Rader AE, Faigel DO, Ditomasso J, Magaret N, Burm M, Fennerty MB. Cytological Screening for Barrett's Esophagus Using a Prototype Flexible Mesh Catheter. Dig Dis. 2001 ;46(12):2681-6.

37. Underwood JA, Williams JW, Keate RF. Clinical Findings and Risk Factors for Candida Esophagitis in Outpatients (Achados Clínicos e Factores de Risco para Esofagite por Candida em Pacientes Ambulatórios). Diseases of the Esophagus. 2003 ;16(1):66-69.

38. Roth MJ, Liu S-fan, Dawsey SM, Zhou B, Copeland C, Wang G-qing, et al. Cytologic Detection of Esophageal Squamous Cell Carcinoma and Precursor Lesions Using Balloon and Sponge Samplers in Asymptomatic Adults in. Cancer. 1997 ;80(11):2048-59.

39. Pellanda A, Grosjean P L eoni S, et al. Abrasive Esophageal Cytotgy for the Oncogical Follow-Up of Patients With Head and Neck Cancer. 1999 ;109(10):1703-8.

Apêndices

Apêndice i: Formulário de explicação do consentimento do cliente

O meu nome é Ruth Waithira Muriithi, do Departamento de Patologia Humana da Universidade de Nairobi. Gostaria de vos apresentar um estudo de investigação que estou a realizar, com o objetivo de vos dar informações relevantes que possam ajudar-vos a tomar uma decisão informada sobre se estão ou não dispostos a participar voluntariamente.

Este formulário contém informações que podem ser úteis para tomar uma decisão informada de participar ou recusar. Leia-o atentamente e, se tiver dúvidas ou áreas que necessite de esclarecimento, não hesite em perguntar. Se não souber ler, ler-lhe-ei o formulário em voz alta numa língua que compreenda.

Título da investigação

Achados citológicos do esófago utilizando citologia de esponja em pacientes encaminhados para endoscopia esofágica no KNH

Introdução e objetivo do estudo

O cancro do esófago é o cancro mais frequente nos homens e o terceiro mais frequente nas mulheres no Quénia. A deteção precoce do cancro do esófago melhora o tratamento e o resultado da gestão. A citologia de esponja é um dos métodos que permite detetar precocemente os sinais de desenvolvimento deste cancro.

O objetivo principal deste estudo é descrever os achados do esôfago usando uma esponja em pacientes encaminhados para endoscopia esofágica em KNH. Os achados serão interpretados e relatados por um patologista onde os resultados serão comparados com aqueles que você obterá da endoscopia e podem ser resultados de biópsia. O resultado determinará se este método da esponja é útil para testar o cancro do esófago.

Benefícios do estudo

- Os resultados serão entregues confidencialmente aos médicos que o tratam ou colocados no seu processo, ser-lhe-ão comunicados e beneficiará da obtenção dos resultados da endoscopia e da biópsia, bem como da citologia em esponja.

- A deteção precoce de sinais de desenvolvimento de cancro do esófago seria benéfica, uma vez que estes têm um bom prognóstico. Este estudo dar-lhe-á a oportunidade de saber precocemente se tem ou não sinais.

- Caso seja detectado qualquer sinal de desenvolvimento precoce de uma doença, o seu médico será informado confidencialmente e será aconselhado sobre o tratamento e a gestão recomendados.

Riscos e desconforto

Haverá um desconforto mínimo durante a deglutição e a retirada da esponja. Existe um risco potencial de stress emocional devido à ansiedade do resultado esperado, mas será assegurado e aconselhado em conformidade.

Procedimento

Depois de aceitar participar e de ser elegível para o estudo, preencherá o questionário fornecido e será efectuado o procedimento descrito abaixo.

1. Pode jantar como habitualmente, mas não tome o pequeno-almoço no dia do procedimento.

2. Sentado numa posição vertical, uma esponja dentro de uma cápsula será passada na parte de trás da boca e ser-lhe-á pedido que a engula com água.

3. A esponja será então deixada no estômago durante cinco a dez minutos e depois puxada para cima.

4. A esponja será enrolada numa lâmina de vidro limpa e etiquetada para transferir o material obtido e fazer um esfregaço para análise laboratorial.

5. O esfregaço será processado da forma habitual e depois analisado.

Voluntarismo

Os participantes neste estudo de investigação serão voluntários sem qualquer coação. Pode recusar-se a participar ou a responder a qualquer pergunta do questionário com a qual não se sinta confortável ou mesmo terminar a entrevista à vontade, sem qualquer consequência. Pode também retirar-se do estudo em qualquer altura que deseje, caso mude de ideias sobre a sua participação, sem perder os benefícios de cuidados de saúde a que tem direito neste hospital.

*   Tem alguma dúvida relativamente às informações acima descritas? Sim   □   Não   □

*   Está disposto a participar neste estudo de investigação?

Sim □   Não   □

Em caso afirmativo, queira assinar aqui em baixo. Declaro .que o estudo acima descrito

foi-me explicado e/ou eu li-o e compreendi-o. Participo voluntariamente neste estudo. Assinatura do participante/ impressão digital .... Data ....

Médico/ ....EnfermeiroData ....

Investigador principal/ .... Assistente de investigaçãoData ....

Contactos

Se tiver alguma dúvida sobre a forma como este estudo está a ser conduzido, pode entrar em contacto com o meu supervisor ou com o Secretário do CEI que aprovou este estudo através do número de telefone abaixo indicado. Também pode entrar em contacto comigo para qualquer dúvida que tenha em qualquer altura.

Contactos do investigador

Ruth Waithira Muriithi

Número de telemóvel: +254 723 359 603

Contactos UON

Departamento de Patologia Humana,

Tel. +254-2-7263000 Ext 43769, +254-2-2725102

KNH/Secretário do Comité de Investigação Ética, 02-726300 Ext 44102,

P. O. Box 20732, Nairobi Quénia.

Apêndice ii : Fomu ya maelezo ya idhini

Jina langu ni Ruth Waithira Muriithi kutoka idara ya Human pathology katika chuo kikuu cha Nairobi. Lengo la ujumbe huu ni kukueleza kwa kina kuhusu utafiti ninao fanya kwa nia ya kukusaidia kukata shauri kwa hiari kushiriki au kutoshiriki katika utafiti huu bila kushurutishwa.

Fomu hii ina ujumbe utakao kusaidia kufanya uamuzi wa busara. Isome fomu hii kwa makini. Una uhuru wa kuuliza swali lolote kuhusu utafiti huu; faida zake au madhara ambayo yaweza kukukumba iwapo utashiriki. Iwapo huwezi kusoma, nitakusomea kwa sauti ili uweze kuelewa.

Kichwa cha Utafiti

Matokeo ya uchunguzi wa umoi kwa kutumia kifaa cha kisaitolojia , katika wagonjwa walioelekezwa kufanyiwa uchunguzi wa umio kwa njia ya 'Endoscopy' katika hospitali kuu ya Kenyatta.

Maelezo kwa ufupi na nia ya utafiti huu

Saratani ya umio ina ongoza kati ya saratani zinginezo kati ya wanaume na nambari tatu kati ya saratani zinginezo kwa wanawake humu inchini Kenya. Kuna dalili za saratani ya umio ambazo za julikana na zaweza kuchunguzwa kwa kutumia mipira ya kupuliza itumiwayao kwa umio kati ya njia zingine za uchunguzi. Ugunduzi wa mapema wa saratani ya umio unamanufaa kwani huboresha matokeo ya matibabu.

Lengo kuu la utafiti huu ni kuelezea matokeo ya uchunguzi wa umio kwa kutumia kifaa cha kisaitolojia katika wagonjwa walioelekezwa kufanyiwa uchunguzi wa umio kwa njia ya "Endoscopy" katika hospitali kuu ya Kenyatta. Matokea yatasomwa na daktari aliyehitimu na yatalinganishwa na matokeo ya "Endoscopy" na yale ya "Biopsy". Matokoe haya yatadhihirisha ubora wa kifaa hiki kama njia mojawapo ya uchunguzi wa saratani ya umio.

Faida za utafiti huu

•   Stakabadhi za matokeo yako Zitashughulikiwa kwa njia ya siri; hakuna yeyeto asiye ruhusiwa atakaye zisoma. Majibu yatawekwa kwa faili yako na yatakufikia kupitia daktari wanaokutibu. Utanufaika kwa kupata matokeo zaidi ya moja; ya kifaa cha kisaitolojia, ya "Endoscopy" pia ya "Biopsy".

•   Ugunduzi wa mapema wa dalili za saratani ya umio unamanufaa kwa kuwa unaboresha matokea ya matibabu. Utafiti huu unakupa nafasi ya kuchunguzwa iwapo una dalili za saratani ya umio au la.

•   Iwapo utapatikana na dalili za saratani ya umio, daktari wako atapewa matokeo yako kwa njia ya siri na utapewa mawaidha kuhusu matibabu yatakayo kufaa.

Madhara ya utafiti

Waweza kuhisi usumbufu katika hali ya kumeza na kutolewa kwa kifaa hiki. Waweza kupatwa na wasi wasi unaposubiri matokeo lakini utapewa hakikisho na ushauri ufaao.

Utaratibu wa kushiriki

Pindi utakapo kata shauri kushiriki bila kushurutishwa na umeambatana na malengo yanayo hitajika, uta ombwa kujibu maswali kwenye dodoso utakayojibu kwa njia mwafaka. Utaratibu utakaofuatwa ndio huu.

1. Kula chakula chako cha jioni kama kawaida lakini usile kiamsha kinywa siku ya uchunguzi.

2. Kama umeketi, chombo maalum(kifaa cha kisaitolojia) kitapitishwa kwa mdomo kisha utaelekezwa kukimeza.

3. Kisha chombo hiki kitatolewa kwa njia taratibu ili kupata kipimo.

4. Kipimo hiki kitachunguzwa kwenye mahabara ili kubaini dalili za saratani.

Idhini ya Mshiriki

Watakao shiriki katika utafiti huu itakuwa kwa hiari bila kushurutisha. Una uhuru wa kutoshiriki, kutojibu swali lolote kwenye dodoso au kukatiza kipindi cha maswali iwapo hautaridhika na jambo lolote. Pia waweza kutamatisha ushirika wako kwenye utafiti huu bila kupoteza haki yako ya kutibiwa katika hospitali hii.

- Una swali lolote kuhusu maelezo uliyopewa?

Ndio ☐   La   ☐

- Utashiriki kwenye utafiti huu?

Ndio ☐   La   ☐

Kama utashiriki, tafadhali tia sahihi yako kwenye pengo lililoachwa hapa chini.

Mimi .... nimeshauriwa kamili kuhusu utafiti huu na

nimeamua bila kushurutishwa na yeyote kushiriki.

Sahihi ya mshiriki .... Tarehe ....

Daktari / Muuguzi .... Tarehe ....

Mchunguzi .... Tareha ....

Anwani

Ukiwa na maswali yoyote kuhusu utafiti huu, wasiliana na katibu Chuo Kikuu cha Nairobi idara ya "Human pathology" au katibu kamati ya maadili ya utafiti ya Hospitali kuu ya Kenyatta/ Chuo kikuu cha Nairobi kupitia anwani ulizopewa.

Chuo Kikuu cha Nairobi

Idara ya Patologia Humana

Nambari ya Simu +254-2-7263000 - 43769

+254-2-2725102

Kamati ya Maadili ya Utafiti ya Hospitali Kuu ya Kenyatta

Nambari ya Simu 02-726300 - 44102

5.   L. P 20732,

Nairobi, Quénia.

Apêndice iii: Questionário

Achados citológicos do esófago utilizando citologia de esponja em pacientes encaminhados para Endoscopia do esófago no KNH

Todos os participantes terão de preencher o questionário antes da colheita de amostras. Por favor, assinale (√) uma das opções dadas.

Section A: Informações sócio-demográficas

Data do estudo ....

OP/IP N.º Telefone ....N...

1. Idade Género: ....Masculino □   Feminino □

2. Raça: Negra □ Branca □ Asiática □ De cor □

3. Residência (Especificar a província) ....

4. Ocupação ....

5. Temperatura preferida da bebida.

Frio □   Quente □ A ferver □

6. Coma alimentos com especiarias.

Raramente □   Regularmente □   Sempre □

7. Consumo de tabaco   Sim □   Não □

Em caso afirmativo, indicar: **a)** Duração da utilização (ano)   **b)** Quantidade por dia;

≤5   □   ≤5 paus   □

6 - 10□   6-10 palitos   □

≥10   □   ≥10 paus   □

8. Consumo de álcool Sim □   Não □

Em caso afirmativo, indicar: **a)** Duração da utilização (ano) **b)** Quantidade por dia

≤5   □   ≤5 garrafas   □

6 - 10□   6 - 10 garrafas   □

≥10 □   ≥10 garrafas   □

Section B: **História clínica**

9. Azia   persistenteSim □   Não □

10. Dificuldades em   engolirSim □   Não   □

11. Dor ao   engolirSim □   Não   □

12. Teve um diagnóstico prévio de esófago de; Esófago de Barrett ....DRGE □ Outros

13. Já utilizou medicamentos para relaxar o   esófagoSim □   Não   □

14. História familiar de cancro do   esófagoSim ☐   Não   ☐

Section C: **APENAS para o Investigador**

1. Adequação do espécime: Satisfatório   ☐ Insatisfatório ☐

2. Caraterísticas das células epiteliais:

Inflamatório   ☐

Infeção   ☐   Especificar ....

SER ☐   NILM ☐   LSIL   ☐   HSIL ☐

ASCUS   ☐   ASC-H   ☐   SCC ☐   AGC   ☐

Adenocarcinoma ☐

3.   Resultados da endoscopia: Normal   ☐   Suspeitoso   ☐

4.   Resultados histológicos: Normal   ☐   Displasia ligeira ☐

Displasia moderada   ☐   Displasia grave   ☐

Carcinoma   inSitu☐   CEC   ☐

SER ☐   Adenocarcinoma   ☐

Apêndice iv: Coloração de Papanicolaou

Princípio da mancha

A hematoxilina cora os núcleos de azul pela formação de um lago de corante. A solução de eosina azul, sendo ácida, cora o citoplasma, que é básico, de modo que a eosina tem afinidade para as células maduras, enquanto o verde claro tem afinidade para as células jovens. O laranja G, sendo também um corante ácido, tem afinidade com o citoplasma e cora a queratina.

Técnica de coloração

1. O esfregaço é fixado em etanol a 95%.

2. Hidratar os esfregaços passando-os por graus de etanol de 80%, 70% e depois 50%.

3. Lavar os esfregaços em água destilada 10 vezes.

4. Corar com hematoxilina de Harris durante 3 minutos.

5. Enxaguar com água da torneira.

6. Diferenciar em água ácida a 0,05% 10 imersões

7. Enxaguamento em água da torneira e azul na água da torneira de Scott 10 mergulhos

8. Lavar com etanol a 95% 10 imersões

9. Corar em O.G 6 durante 1½ minutos

10. Enxaguar em etanol a 95% 10 mergulhos

11. Mancha em E.A.50 durante 3 minutos

12. Lavar com etanol a 95% 10 imersões

13. Desidratar em etanol absoluto por 10 imersões cada

14. Limpar em 3 mudanças de xileno, 10 mergulhos cada

15. Montagem em D.P.X

Apêndice v: Sistema Bethesda 2001

Tipo de espécime: Indicar o esfregaço convencional (Papanicolau) vs. de base líquida vs. outro

Adequação dos espécimes

- Satisfatório para avaliação (descrever a presença ou ausência do componente endocervical/zona de transformação e quaisquer outros indicadores de qualidade, por exemplo, sangue parcialmente obscurecido, inflamação, etc.)

- Insatisfatório para a avaliação (especificar o motivo)

- Amostra rejeitada/não processada (especificar o motivo)

- Espécime processado e examinado, mas insatisfatório para a avaliação da anomalia epitelial devido a (especificar motivo)

Categorização geral (opcional)

- Negativo para lesão intra-epitelial ou malignidade

- Anomalia das células epiteliais: Ver Interpretação/Resultado (especificar "escamosa" ou "glandular", consoante o caso)

- Outros: Ver Interpretação/Resultado (por exemplo, células endometriais numa mulher com mais de 40 anos de idade)

Revisão automatizada

Se o caso for examinado por um dispositivo automático, especificar o dispositivo e o resultado.

Testes auxiliares

Fornecer uma breve descrição dos métodos de teste e comunicar o resultado de forma a ser facilmente compreendido pelo clínico.

Interpretação/Resultado

Negativo para lesão intra-epitelial ou malignidade (quando não há evidência celular de neoplasia, indicar este facto na Categorização geral acima e/ou na secção Interpretação/Resultado do relatório, independentemente de haver ou não organismos ou outros achados não neoplásicos)

Organismos:

- Trichomonas vaginalis

- Organismos fúngicos morfologicamente consistentes com Candida spp

- Alteração da flora sugestiva de vaginose bacteriana

- Bactérias morfologicamente consistentes com Actinomyces spp

- Alterações celulares consistentes com o vírus Herpes simplex

Outros

- Células endometriais (numa mulher com mais de 40 anos de idade)

(Especificar se "negativo para lesão intra-epitelial escamosa")

Anomalias das células epiteliais

Células escamosas

- Células escamosas atípicas

o de significado indeterminado (ASC-US)

o não pode excluir HSIL (ASC-H)

- Lesão intra-epitelial escamosa de baixo grau (LSIL)

o englobando: HPV/displasia ligeira/CIN 1

- Lesão intra-epitelial escamosa de alto grau (HSIL)

o abrangendo: displasia moderada e grave, CIS/CIN 2 e CIN 3 o   com caraterísticas suspeitas de invasão (se houver suspeita de invasão)

- Carcinoma de células escamosas

Célula Glandular

- Atípico

- o células endocervicais (NOS ou especificar nos comentários)

- o células endometriais (NOS ou especificar nos comentários)

- o células glandulares (NOS ou especificar nos comentários)

- ▪ Atípico

- o células endocervicais, favorecem a neoplasia

- o células glandulares, favorecem a neoplasia

- ▪ Adenocarcinoma endocervical in situ

- ▪ Adenocarcinoma

- o endocervical

- o endometrial

- o extrauterino

- o não especificado (NOS)

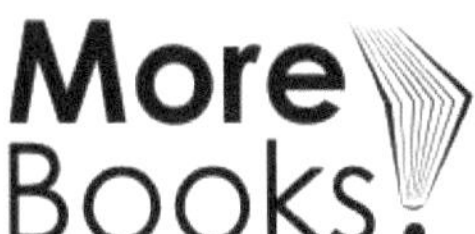

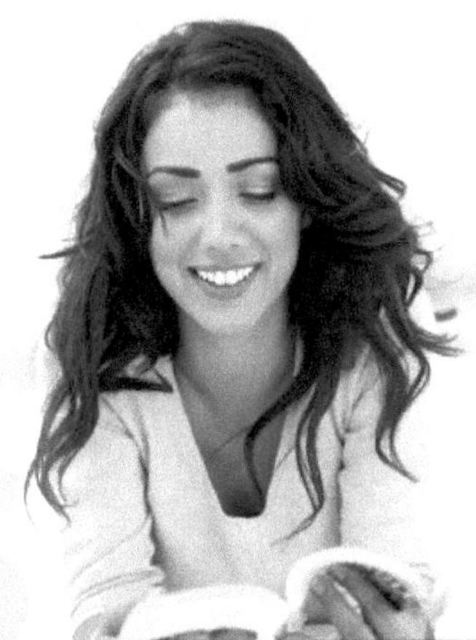

I want morebooks!

Buy your books fast and straightforward online - at one of world's fastest growing online book stores! Environmentally sound due to Print-on-Demand technologies.

Buy your books online at
www.morebooks.shop

Compre os seus livros mais rápido e diretamente na internet, em uma das livrarias on-line com o maior crescimento no mundo! Produção que protege o meio ambiente através das tecnologias de impressão sob demanda.

Compre os seus livros on-line em
www.morebooks.shop

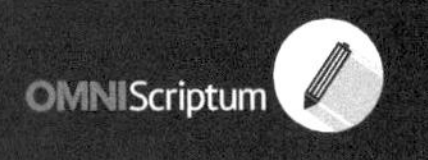

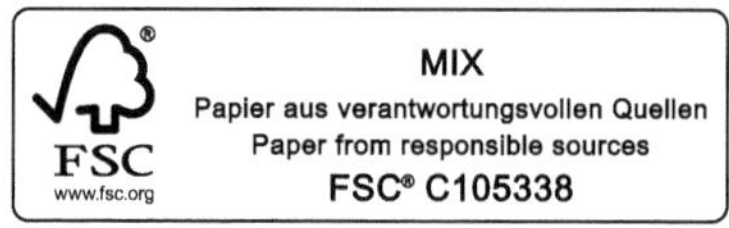